AF246836

DE QUELQUES

MODIFICATIONS AU SPHYGMOGRAPHE

ET DE

SON EMPLOI COMME CARDIOGRAPHE

Par P.-N. LABATUT

Interne de l'Hôtel-Dieu de Toulon (Var).

PARIS

TYPOGRAPHIE FÉLIX MALTESTE ET Cⁱᵉ

RUE DES DEUX-PORTES-SAINT-SAUVEUR, 22

1878

Extrait de L'UNION MÉDICALE (Troisième série)

DU 6 DÉCEMBRE 1877

DE

QUELQUES MODIFICATIONS AU SPHYGMOGRAPHE

ET DE

SON EMPLOI COMME CARDIOGRAPHE

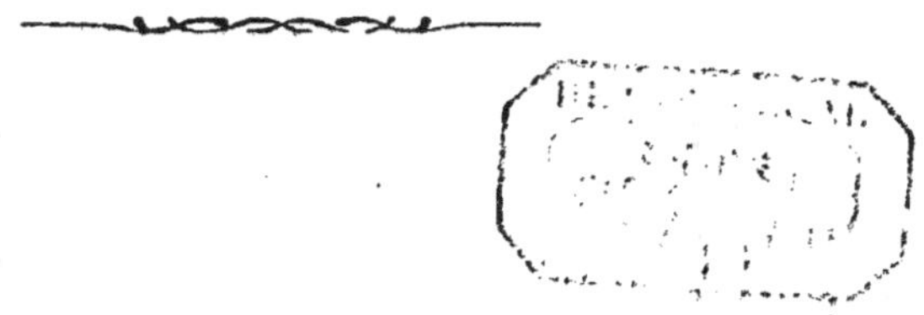

« Le diagnostic des maladies du cœur n'offre pas plus de difficulté que celui des
« affections chirurgicales. »

Ces paroles, je les ai souvent entendu attribuer à M. le professeur Bouillaud par
un de nos aînés, qui avait eu le bonheur de suivre, à Paris, les cliniques du maître.
Mais combien peu de médecins pourraient tenir pareil langage! Combien sont
encore obligés de s'en tenir au diagnostic vague de : *affection organique du cœur*,
sans pouvoir localiser plus exactement la lésion, ni en déterminer la nature.

L'emploi du sphygmographe de Marey, en permettant de comparer entre eux les
tracés du pouls à l'état sain et à l'état pathologique, est d'un secours précieux.
Malheureusement, on ne le trouve guère que dans les centres d'enseignement ou
dans les hôpitaux de quelque importance, et, malgré son utilité incontestable, peu
de praticiens se décident à acheter un instrument d'un prix élevé, et dont l'appli-
cation ne laisse pas que d'être difficile.

En effet, ces valves mobiles, qui forment autour de l'avant-bras un bracelet
incomplet, ne s'adaptent pas à tous les sujets; d'un autre côté, les mouvements
que l'on est obligé de faire pour porter alternativement le lacet sur les crochets,
dérangent l'instrument de sa position première; de sorte que ce n'est que par des

tâtonnements que l'on arrive à placer le ressort sur la radiale. De là une perte de temps parfois assez considérable, même pour ceux qui ont l'habitude du sphygmographe.

Nous avons cru remédier à ces inconvénients, en modifiant l'instrument de la façon suivante :

Les valves mobiles enlevées, nous avons fait fixer directement sur l'instrument, un de chaque côté, deux des crochets qu'elles supportaient. Ces deux crochets doivent être recourbés presque à angle droit et placés à la même hauteur, à environ 2 centimètres de l'extrémité libre du ressort élastique.

Quant aux parties auxquelles étaient fixées les valves formant support, elles

Planche I.

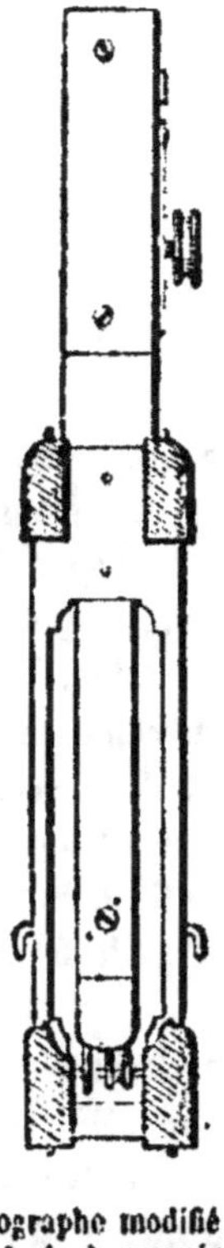

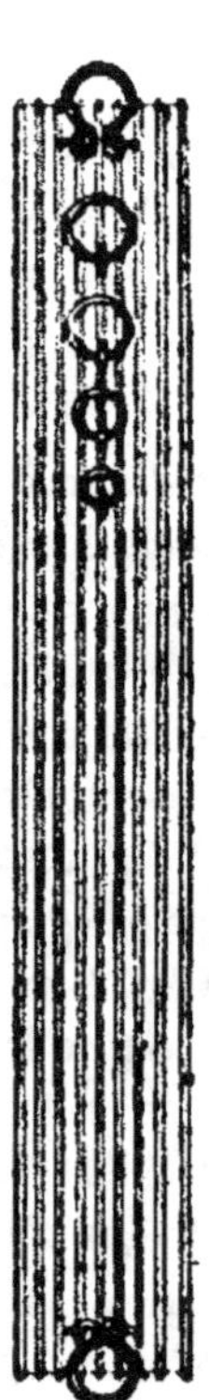

Fig. 1. — Sphygmographe modifié vu par sa face postérieure. A, A, A, A, coussinets de liége.

Fig. 2. — Ruban élastique avec ses anneaux.

sont rembourrées avec des coussinets de liége, recouverts d'une peau de gant. (A, A, A, A, planche 1, fig. 1.)

Ainsi modifié, le sphygmographe est maintenu sur l'artère par un ruban élastique (celui dont se servent les dames pour jarretières) d'une largeur de 2 centimètres 1/2 environ, et portant un anneau à chaque extrémité. Outre ces deux anneaux, nous en avons fait fixer d'autres de distance en distance sur la moitié d'une des faces du ruban, afin de pouvoir modifier la longueur du lien fixateur, suivant la grosseur de l'avant-bras du sujet. (Voir pl. 1, fig. 2.)

Voici d'ailleurs la manière de procéder :

L'avant-bras étant placé sur le ruban, dans la position la moins fatigante pour le

Planche II.

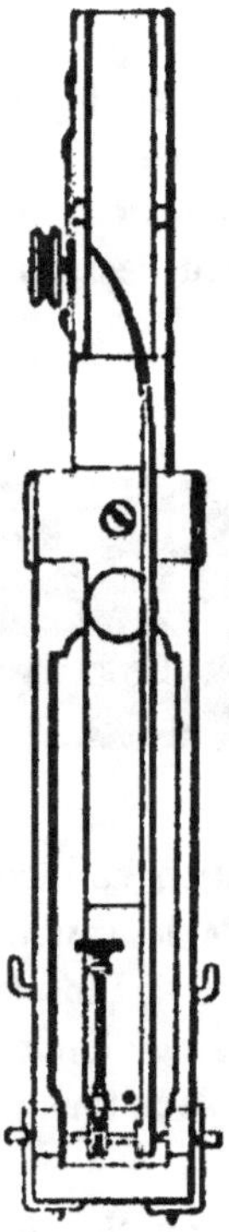

Fig. 1. — Sphygmographe vu par sa face antérieure.

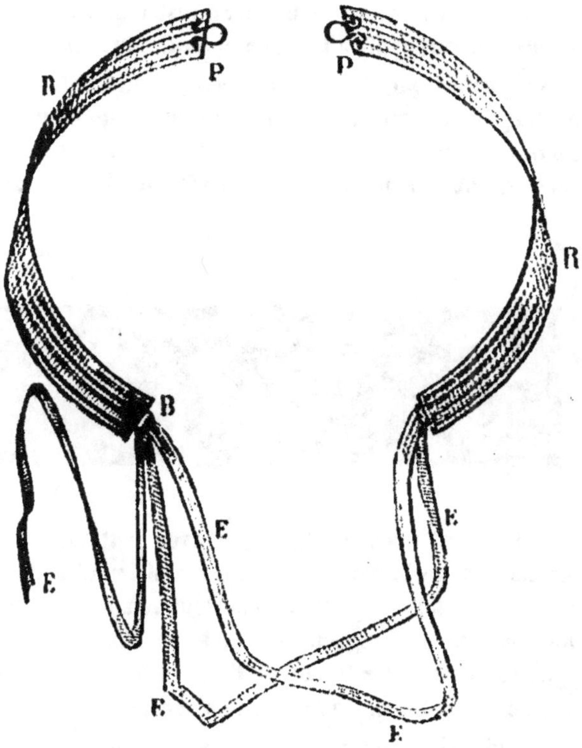

Fig. 2. — R, R', rubans élastiques. — B. boucle. — E, E, lacet. — P, P', anneaux que l'on passe dans les crochets de l'instrument.

malade, on applique le sphygmographe sur l'artère, et pendant que d'une main on le maintient dans cette position, de l'autre on passe successivement deux des anneaux dans les deux crochets. Il est préférable de faire tenir l'instrument par la main libre du malade, afin de pouvoir passer simultanément les deux anneaux.

Veut-on maintenant, avec le même instrument, prendre le tracé du choc cardiaque?

C'est une opération des plus simples. Il suffit, pour fixer le cardiographe, d'un lacet long d'environ 1 m. 80 et de deux morceaux de ruban élastique, chacun d'une longueur de 10 centimètres. L'un de ces deux rubans est terminé par deux anneaux, tandis que l'autre n'en est muni qu'à une extrémité, et porte à l'autre bout une boucle, au-dessus de laquelle est cousu le lacet. De là, celui-ci va passer dans l'anneau de l'autre ruban, revient sur lui-même pour aboutir enfin à la boucle, où on le fixe avec les dents de cette dernière; de sorte que, en tirant plus ou moins sur le chef libre, on agrandit ou diminue à volonté, autour du corps, cette espèce de ceinture que vient compléter l'instrument. La planche suivante fera d'ailleurs, mieux que nos explications, comprendre la simplicité du procédé.

Nous avons pu, de cette manière, prendre de nombreux tracés de la pulsation cardiaque, et sommes heureux d'en mettre quelques-uns sous les yeux du lecteur. Le tracé I est celui d'un jeune homme de 18 ans, un peu anémié et en convalescence d'une pneumonie droite (service de M. le docteur Calvy, 1er médecin en chef).

I

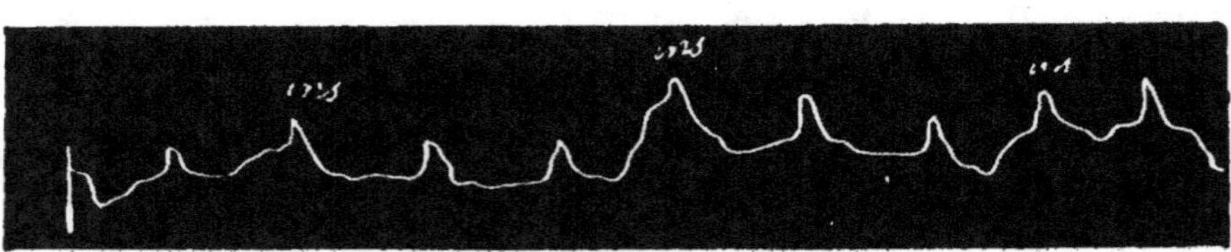

Ce tracé est normal; il marque avec netteté, à chaque révolution cardiaque, la contraction auriculaire, la systole ventriculaire, la fermeture de la valvule sigmoïde, etc. Mais, ce qu'il faut surtout remarquer, c'est l'influence de l'inspiration, qui diminue la longueur de la ligne diastolique et modifie singulièrement la ligne ascensionnelle (systole). Cette influence, que l'on constate dans tous les tracés, doit s'expliquer de la façon suivante :

La paroi thoracique, graduellement soulevée par l'action des muscles inspirateurs, vient presser contre le ressort, et, par suite, imprime au levier un mouvement qui se traduit par une ligne courbe ascensionnelle; de sorte que, si l'inspi-

ration se fait au moment de la diastole du ventricule, la ligne horizontale ou diastolique et remplacée par une ligne courbe, à laquelle ne tarde pas à s'ajouter une
ligne verticale, témoignant de la contraction du ventricule, qui vient à son tour
d'exercer une brusque pression sur le ressort.

C'est là ce qui se passe à l'état normal; mais si, pour une cause quelconque,

II

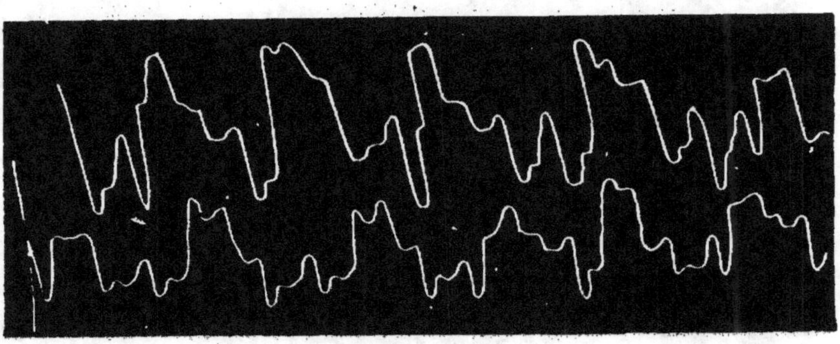

l'inspiration devient brusque, courte, saccadée, ce n'est plus une courbe, c'est
une ligne verticale que nous avons. Le tracé 2 prouve la justesse de notre dire. Il a
été pris sur un tuberculeux dont la dyspnée était considérable, et chez lequel nous
avons constaté 42 inspirations par minute au moment de l'expérience.

La respiration, même en l'absence de toute lésion pulmonaire, modifie donc le
tracé de la pulsation cardiaque; or, ces modifications sont bien plus marquées
lorsque, au lieu de faire reposer tout l'instrument sur la cage thoracique, le ressort étant sur la pointe du cœur, on place l'autre extrémité du sphygmographe sur
l'abdomen.

L'inspiration diaphragmatique soulève alors démesurément cette partie sur laquelle
se meut la plaque recouverte de papier, et c'est à peine si la pulsation cardiaque se
traduit ici par un petit crochet.

On peut le voir par les deux tracés suivants, pris successivement sur le même
sujet, un jeune homme de 21 ans, atteint de fièvre continue. (Service de M. le docteur Calvy) :

III

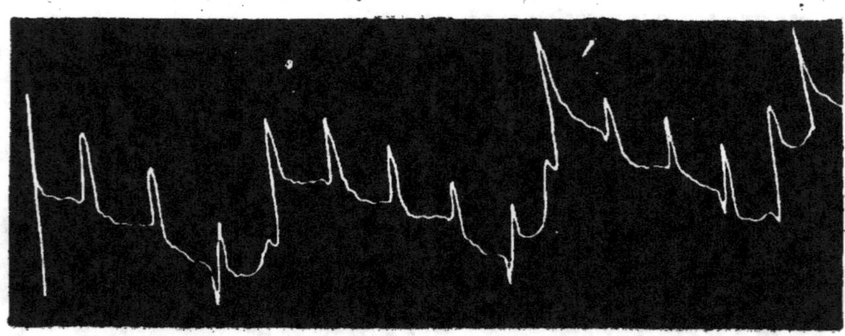

IV

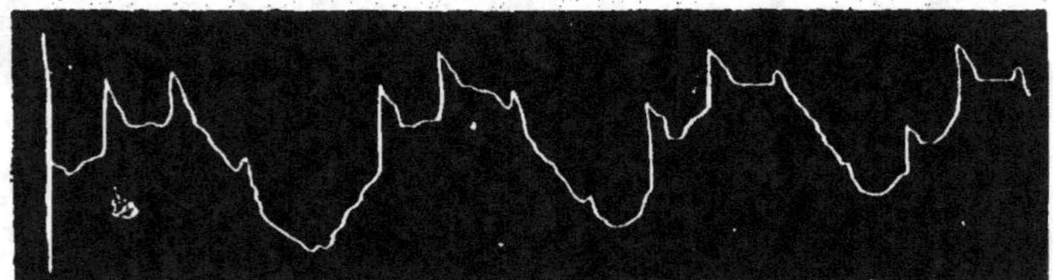

Dans le premier cas (tout l'instrument repose sur la cage thoracique), le ressort est la partie du sphygmographe qui se trouve la plus soulevée par le mouvement des quatrième et cinquième côtes qui, pendant l'inspiration, décrivent un arc de cercle plus étendu que celui des premières côtes, d'où une pression qu'il faut ajouter à celle de la systole ventriculaire.

Dans le deuxième cas, les deux extrémités de l'instrument sont aussi inégalement soulevées; mais l'inégalité, cette fois, est en faveur de la partie qui supporte la plaque; d'où une diminution dans la hauteur de la ligne systolique.

En d'autres termes, l'inspiration se traduit par une courbe ascensionnelle ou par une ligne de descente, suivant que l'on fait reposer tout l'instrument sur la poitrine ou qu'on le place en partie sur l'abdomen; le ressort se trouvant, bien entendu, dans les deux cas sur la pointe du cœur.

Il faut avouer toutefois que, si l'inspiration diaphragmatique devait toujours dénaturer les tracés, comme le tracé IV, on devrait renoncer à enregistrer, avec le sphygmographe, la pulsation cardiaque de la plupart des femmes, à cause du développement de la glande mammaire; mais hâtons-nous de dire que l'on peut obvier à cet inconvénient en faisant coucher légèrement le sujet sur le côté droit pour prendre le tracé.

Le tracé suivant a été obtenu dans cette position, sur une malade atteinte de rétrécissement avec insuffisance aortique et d'insuffisance mitrale. (Service de M. le docteur Calvy.)

V

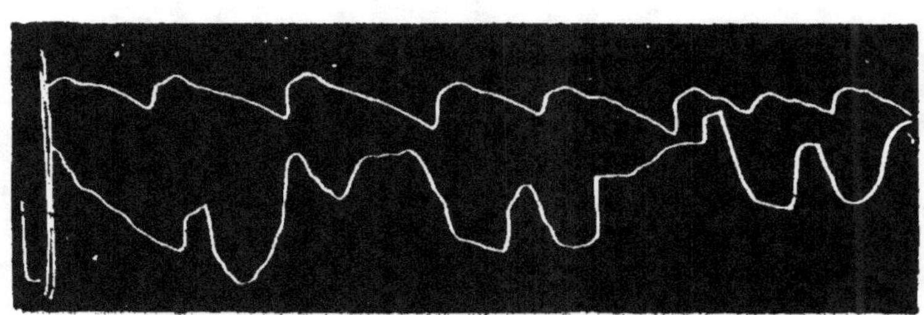

Il faudrait, pour avoir un tracé irréprochable, que l'instrument fût complétement soustrait à l'influence du jeu respiratoire, et, malheureusement, quelque position qu'on lui donne, on ne peut arriver à ce résultat. C'est là, d'ailleurs, un inconvénient qui n'est point particulier au sphygmographe, car nous voyons dans le Dictionnaire encyclopédique des sciences médicales, que Marey, en décrivant son cardiographe clinique, signale les modifications apportées par la respiration au tracé de la pulsation du cœur.

On devra donc, autant que possible, avoir le soin de faire reposer tout l'instrument sur la paroi thoracique, et, à cause de l'amplitude des tracés, remplacer la plaque ordinaire, que l'on recouvre de papier, par une plaque en verre, d'une hauteur de 4 centimètres. Il sera aisé de prendre ainsi, sur la même plaque, le tracé de la radiale et celui du choc cardiaque, comme nous l'avons fait fig. 5.

Nous nous arrêtons, notre intention n'étant pas, dans un travail de courte haleine, de présenter de plus nombreux tracés ni de discuter leur valeur au point de vue du diagnostic. Tout le monde, quelle que soit la fidélité avec laquelle le pouls fasse connaître les lésions cardiaques, comprend l'importance qu'il y a à pouvoir enregistrer les contractions de l'organe lui-même; et c'est parce que nous avons lu dans l'ouvrage de Marey (*Physiologie médicale*) que la difficulté de fixer l'instrument empêche seule son emploi comme cardiographe, que nous nous sommes décidé à publier ces lignes.

Puissent ces simplifications contribuer à rendre plus général l'usage du sphygmographe, et puissent tous les praticiens dire avec le maître : « Le diagnostic des « maladies du cœur n'offre pas plus de difficulté que celui des affections chi- « rurgicales. »

Paris. — Typographie FÉLIX MALTESTE et Cᵉ, rue des Deux-Portes-Saint-Sauveur, 22.